BEI GRIN MACHT SICH IHR WISSEN BEZAHLT

AF153453

- Wir veröffentlichen Ihre Hausarbeit, Bachelor- und Masterarbeit

- Ihr eigenes eBook und Buch - weltweit in allen wichtigen Shops

- Verdienen Sie an jedem Verkauf

Jetzt bei www.GRIN.com hochladen und kostenlos publizieren

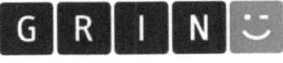

Low Impact Aerobic Kursplanung. Gelenkschonendes Training für Anfänger, Senioren und Menschen mit Gelenkbeschwerden

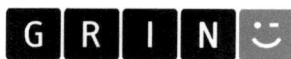

Bibliografische Information der Deutschen Nationalbibliothek:

Die Deutsche Nationalbibliothek verzeichnet diese Publikation in der Deutschen Nationalbibliografie; detaillierte bibliografische Daten sind im Internet über http://dnb.d-nb.de abrufbar.

ISBN: 9783389065037
Dieses Buch ist auch als E-Book erhältlich.

Druck und Bindung: Books on Demand GmbH, Norderstedt Germany
Gedruckt auf säurefreiem Papier aus verantwortungsvollen Quellen

Das vorliegende Werk wurde sorgfältig erarbeitet. Dennoch übernehmen Autoren und Verlag für die Richtigkeit von Angaben, Hinweisen, Links und Ratschlägen sowie eventuelle Druckfehler keine Haftung.

Das Buch bei GRIN: https://www.grin.com/document/1498960

Deutsche Hochschule für
Prävention und Gesundheitsmanagement
Hermann-Neuberger-Sportschule 3
66123 Saarbrücken

Hausarbeit

Studiengang	Fitnesstraining
Studienmodul	Gruppentraining 2
Datum Präsenzphase (siehe Ergebnisdokumentation)	22.08.23 – 25.8.2023
Aufgabe	Hausarbeit: Erstellen eines ausdauerorientierten Gruppentrainingsangebots

Inhaltsverzeichnis

1   KURSTHEMA 3

1.1   Geschichtliche Entwicklung 3

2   EXTERNE BEDINGUNGEN 4

2.1   Räumlichkeit 4

2.2   Zielgruppe 5

3   INHALTSPLANUNG 5

3.1   Trainingsmethode 5

3.2   Belastungsdauer und –intensität..6

3.3   Eingesetzte Aufbau- und Hilfsmethoden 7

3.4   Verwendete Musik 8

3.5   Konkrete Inhalte 9

    3.5.1   Einleitung 9

    3.5.2   Hauptteil 12

    3.5.3   Schlussteil 14

4   LITERATURVERZEICHNIS 17

5   ABBILDUNGS- UND TABELLENVERZEICHNIS 19

5.1   Abbildungsverzeichnis...19

5.2   Tabellenverzeichnis..19

1 Kursthema

In der Aerobic-Stunde werden Übungen und Schritte aus Gymnastik und Tanz gemischt und choreografisch ausgeübt. Beim Aerobic werden Schritte in Schrittfamilien eingeteilt. Das Kategorisieren der Schritte in bewegungsähnliche Arten soll Ordnung schaffen, um ganze Schrittfolgen oder Choreografieren zu erlernen. In den Schrittfamilien gibt es Grundschritte und Schrittvarianten. Die Schrittvarianten entstehen immer aus dem Grundschritt und werden von diesem abgewandelt (Slomka et al. 2015, S. 39). Das Low Impact Aerobic richtet sich vor allem an Anfänger, Übergewichtige, Menschen mit Gelenkbeschwerden und ältere Menschen und wird mit einem geringerem Beat per Minute (120 – 140 bpm) trainiert. Beim Low Impact Aerobic bleibt immer ein Fuß am Boden und es fließen weder Sprünge noch Laufeinheiten in ein Workout mit ein. Somit wird ein Aufprall auf die Gelenke vermieden.

1.1 Geschichtliche Entwicklung

In den 60er Jahren hatte Dr. Kenneth Cooper Anteil an der Entwicklung von Aerobic, das als aerobes Training zur Stärkung der Herz-Kreislauf-Tätigkeiten helfen sollte. Er veröffentlichte den Fitness-Ratgeber „Aerobics" (Cooper, 1978). Das Training war darauf ausgelegt, die Sauerstoffaufnahme zu verbessern und den Sauerstoff an die Zellen weiterzuleiten. Grundsätzlich sollte es den allgemeinen Gesundheitszustand verbessern und erhalten (Schultz, 2014, S. 141). In den 80er Jahren war es unter anderem Jane Fonda zu verdanken, dass ein Aerobic-Boom ausgelöst wurde. Sie propagierte die Vorstellungen für einen Idealkörper, Gesundheit, Leistungsfähigkeit und Selbstoptimierung (Fonda, 1983). Durch Vorbilder wie Jane Fonda und Jacki Sorensen wurden vor allem Frauen angetrieben, ihre Schönheitsideale durch Sport zu verbessern (Kagan & Morse, 1988). In den 90er Jahren kam es zum Einbruch des Fitness-Hypes, da gesundheitliche Bedenken diskutiert wurden. In Europa wurde Aerobic unter medizinischen und sportwissenschaftlichen Gesichtspunkten weiterentwickelt, um ein gelenkschonendes Training zu gewährleisten. Vom ursprünglichen Aerobic haben sich seither weitere Formen des Gruppentrainings entwickelt und sind fester Bestandteil des Kursangebotes geworden.

2   Externe Bedingungen

Die Rahmenbedingungen haben einen Anteil an der Qualität des Gruppentrainingsangebots. Dabei wird expliziert die Räumlichkeit und Ausstattung aufgelistet. Als Übungsfläche muss jedem Teilnehmer 3-4 m² zur Verfügung stehen. Die Zielgruppe dient zur Planung des Trainingsinhaltes und wird nach Gruppengröße, Alter, Geschlecht, Leistungslevel und Ausschlusskriterien unterschieden.

2.1   Räumlichkeit

Der Kursraum im 2.OG des Fitnessstudios wird allen Ansprüchen an eine moderne Trainingsstätte gerecht. Der Kursraum ist rechteckig und 102 m² groß. Der Raum ist frei von Säulen, jedoch sind Dachschrägen vorhanden, so dass für Aerobic-Stunden nur 65 m² genutzt werden. Die Bodenbeschaffenheit ist mit einem Schwingboden aus Parkett ausgestattet, der rutschfest ist und unter Belastung nachgibt. Die schwingende Unterkonstruktion verringert die Verletzungsgefahr bei Sportlern erheblich und ist zudem auch gelenkschonend. Der Kursraum ist mit Fenstern und zusätzlich mit einem Umluftsystem, mobilen Luftreiniger und einer Klimaanlage ausgestattet. Eine Frischluftzufuhr ist somit während aber auch zum Belüften nach den Kursen möglich. Das Umluftsystem entnimmt Raumluft an mehreren Stellen des Raumes und bringt sie in einen Kreislauf zur Behandlung. Durch die Corona-Pandemie wurde zusätzlich ein mobiler Luftreiniger integriert. Die Klimaanlage schafft optimale Bedingungen auch bei hohen Außentemperaturen, somit wird die Qualität der Kurse hoch gehalten. Der Raum lässt eine optimale Beleuchtung von 400 lux zu. Die Spiegel sind in der Frontlinie der Teilnehmer angebracht und bieten zusätzlich zur „Face-to-Face" Methodik auch die Möglichkeit den Frontalunterricht mit derselben Blickrichtung wie die Gruppe durchzuführen, also „Back-to-Face". Diese Methodik ist bei schwierigen Schritten mit Frontveränderungen oder Drehungen angebracht. Die Musikanlage ist frei verschiebbar und verfügt über ein Pitch Control und ist mit vier Lautsprechern versehen, um den Raum gleichmäßig zu beschallen. Zudem ist zu den herkömmlichen CD's auch ein AUX Anschluss vorhanden. Ein Head-Set wird bei der Raumgröße und Teilnehmerzahl nicht genutzt. Zur Ausstattung gehören auch ICG IC7 Indoor Bikes, höhenverstellbare Steps und Kleingeräte wie Kurzhanteln, Langhanteln inklusive Gewichtsscheiben, Kettlebell, Matten, Therabänder, Pezzibälle, Gymnastikbälle und vieles mehr, die überwiegend im Vorraum gelagert werden.

2.2 Zielgruppe

Tabelle 1: Zielgruppe der Kursplanung

Aspekt	Zielgruppe
Alter:	20 – 45 Jahre
Geschlecht:	weiblich und männlich
Anzahl der Teilnehmer:	Bis zu zehn Teilnehmer
Leistungslevel:	Anfänger („Intro"-Kurs erfolgt vor der Trainingseinheit)
Ausschlusskriterien:	Herzstörungen, extremes Übergewicht, akute Verletzungen oder Unwohlsein

Zwei häufige Gründe für den Besuch eines ausdauerorientierten Gruppenkurses sind die Verbesserung der Fitness und die Gewichtsreduktion. Beide Ziele sollen anhand der Trainingsmethoden erreicht werden. Zudem soll die Gruppendynamik als zusätzlicher Motivator helfen, ihre Ziele zu fokussieren.

3 Inhaltsplanung

3.1 Trainingsmethode

Der Aerobic (Low Impact) Kurs richtet sich vornehmlich an Anfänger mit dem Trainingsziel die eigene Fitness zu verbessern und Körpergewicht zu verlieren. Eine wichtige Grundlagenausdauer ist für die gesetzten Ziele eine Voraussetzung. Im Aerobic wird überwiegend die extensive Dauermethode angewandt die mit einer langen Belastungsdauer und niedriger Intensität arbeitet. Die Belastungsintensität zwischen 60 bis 75 % der maximalen Herzfrequenz (Hf_{max}) für die extensive Dauermethode wird angestrebt (Zintl & Eisenhut, 2001, S. 137). Bei der extensiven Dauermethode wird kontinuierlich belastet, so dass das Herz-Kreislauf-System ohne Pause arbeiten muss (Slomka et al. 2015, S. 125). Der Fettstoffwechsel soll dabei angekurbelt werden, da bei niedriger Intensität die Energiebereitstellung aus Fetten prozentual am höchsten liegt (Romijn et al., 1993, S. 387). Die Ökonomisierung des Fettstoffwechsels soll bewirkt werden, indem die Freisetzung der Fette aus den Fettzellen zur besseren Bildung von ATP erfolgen kann (Hollmann & Hettinger, 2000, S. 379). Somit ist der Fettspeicher der Hauptenergielieferant (Slomka et al. 2015, S. 134–135). Doch für den Verlust von Körperfett spielt nicht nur das reine Fettstoffwechseltraining eine Rolle. Entscheidend dafür ist die tägliche Gesamtenergie-bilanz, so dass auch mit einer variablen Dauermethode 60 bis 85 % Hf$_{max}$ trainiert werden sollte (Zintl & Eisenhut, 2001). Das Ziel muss demnach sein, eine negative Energiebilanz zu erzielen.

Die Teilnehmer wollen ihre Fitness verbessern und somit leistungsfähiger für den Alltag werden.
Aerobic-Training verbessert das allgemeine Wohlbefinden und sorgt für mehr Durchhal-tevermögen bei Alltagsbelastungen (Slomka et al. 2015, S. 11–12). Zusätzlich führt das regelmäßige Ausdauertraining zur Verbesserung der Ausdauerleistungsfähigkeit (Buskies & Boeckh-Behrens, 1995, S. 12).

3.2 Belastungsdauer und –intensität

Die Belastungsdauer wird durch die Kurslänge vorgegeben und beträgt zirka 55 Minuten, wobei der Hauptteil 35 Minuten mit der vorgegebenen Belastungsintensität ausmacht. Die Dauer der extensiven Dauermethode zum Herz-Kreislauf-Training und Fettstoff-wechsel liegt im Bereich von 30 bis 90 Minuten (Hottenrott, 2006, 64ff).

Zur Bestimmung der Trainingsherzfrequenz (Thf) wird auf der Basis der ACSM-Formel gerechnet (American College of Sports Medicine, 2006, S. 341). Vorab wird mit der Faustformel die maximale Herzfrequenz ermittelt (ACSM, 1998, S. 975; Kindermann, 1987, S. 244–268; Rost, R., Appell, H.-J., 2001, S. 405). Bei der Anamnese jedes Teil-nehmers wird die optimale Trainingsherzfrequenz (Thf) berechnet.

- **Faustformel:** Maximale Herzfrequenz (Hf$_{max}$) = 220 – Lebensalter ($\pm$10-12 S/min)
- **ACSM-Formel:** Thf = Hf$_{max}$ x Intensität in %

Die Intensität liegt zwischen 60 bis 75% der maximalen Trainingsherzfrequenz (Hottenrott, 2006, 64ff). Der Anteil an Fett zur Energiebereitstellung ist bei der Intensität am höchsten (Holloszy et al., 1998, S. 1011). Die Kontrolle der Herzfrequenz-Zielzone für jeden Teilnehmer wird mit einer Pulsuhr gemessen, welche die Teilnehmer mitbrin-gen. Während des Kurses wird vom Kursleiter darauf hingewiesen, die Herzfrequenz re-gelmäßig zu kontrollieren.

Die Dimensionen Raum, Kraft und Zeit bilden Einflussfaktoren zur Steuerung der Belastungsintensität. Mit größeren Bewegungen im Raum ergibt sich die Möglichkeit der Intensitätssteuerung. In der Kinesphäre, die sich um den Körper herum befindet ohne Veränderung des Standorts, kann beispielsweise durch die Overhead Press die Armbewegung intensiviert werden. Veränderung der Arm- und Beinbewegung im Raum können die Herzfrequenz senken oder steigern. Im freien Raum wird die Kinesphäre verlassen und führt zur Fortbewegung des gesamten Körpers und somit zur Intensivierung der Belastung. Beispielsweise sind Schritte wie Grapevine oder Double Step Touch eine Möglichkeit zur Fortbewegung. Kraftvolle Bewegungen mit hoher Muskelspannung führen zum Einsatz von mehr Muskelmasse und somit zur Erhöhung der Herzfrequenz in der Dimension Kraft. Die Verwendung von Hilfsmitteln (Kurzhanteln) ist auch eine Möglichkeit der Intensitätssteigerung. Die Muskelmasse kann zusätzlich in der Dimension Zeit mit einer gewissen Bewegungsgeschwindigkeit gesteuert werden. In ausdauerorientierten Gruppenkursen wird meist ein schnelleres Bewegungstempo fokussiert, um die Herzfrequenz im Intensitätsbereich zu halten. Auch die Koordination kann Einflussfaktor auf die Belastungsintensität sein. Je anspruchsvoller die Koordination ist, desto höher die Belastung (Zintl, 1997, S. 16).

3.3 Eingesetzte Aufbau- und Hilfsmethoden

Aufbau- und Hilfsmethoden sind für einen harmonischen Ablauf bei einer Choreografie von großer Bedeutung. Bei der Aufbaumethode handelt es sich um eine systematische Vorgehensweise, um Schrittfolgen schlussendlich zu einer Choreografie zusammenzufügen. Hilfsmethoden helfen bei der Erstellung komplexer Schrittmuster (Slomka et al., 2015). Da sich der Aerobic-Kurs vornehmlich an Anfänger richtet, wird die Lineare Progression, die Add-On-Methode („Additionsmethode") und als Hilfsmittel die Reduktionsmethode gewählt. Im allgemeinen Warm-up kam die Lineare Progression zum Einsatz. Dabei wurde nur ein Bewegungselement verändert, z.B. Side to Side re./li., ohne Arme, anschließend blieb die Beinbewegung unverändert und die Shoulder Raise kam als Armbewegung hinzu. Darauf aufbauend wurde die Armbewegung beibehalten und die Beine in den Leg Curl re./li. verändert usw.

Die Add-On-Methode ist für die Teilnehmer gut verständlich. Die Bewegungen werden sehr häufig wiederholt bis alle Teilnehmer alles sauber ausführen. Danach wird der zweite Schritt geübt. Im Anschluss werden diese zusammengeführt und die Wiederholungszahl festgelegt, so dass alle Teilnehmer ohne Stress die Bewegungen trainieren können, um zum Endprodukt zu kommen (Slomka et al. 2011, S. 77).

Es wurde wie folgt vorgegangen:

- A (V-Step re.) üben, dann Arme dazu
- B (Grapevine) üben, dann Arme dazu
- A + B zusammenfügen, Wiederholungszahl festlegen und üben
- C (Leg Curl) üben, dann Arme dazu
- A+B+C zusammenfügen, Wiederholungszahl für C festlegen und üben
- C (Knee Lift) üben, dann Arme dazu
- A+B+C+D zusammenfügen, Wiederholungszahl für D festlegen und üben

Die Reduktionsmethode hilft den Teilnehmern über eine hohe Wiederholungszahl die Belastungsdichte und den Belastungsumfang zu intensivieren, ohne dass neue Bewegungen zur Überforderung führen (Slomka et al., 2011, S. 95). Im dritten Block wurden alle Übungen doppelt so oft geübt. Im letzten Schritt wurde die Wiederholungsanzahl der einzelnen Schritte durch die Reduktionsmethode um die Hälfte reduziert, so dass die endgültige Schrittsequenz für den dritten Block übrig blieb. Im Beispiel die Vorgehensweise mit der Reduktionsmethode.

- Double Step Touch re./li → 2 Double Step Touch re./li
- 8 Kick re./li. → 4 Kick re./li.
- 8 Lunge back re./li. → 4 Lunge Back re./li.
- Squat re./li. → 2 Squat re./li.

3.4 Verwendete Musik

Die verwendete Musik beinhaltet bekannte Songs, um die Teilnehmer zu motivieren. Die Beats per Minute liegen zwischen 120 – 140 in der gesamten Kursstunde. Im allgemeinen und speziellen Warm up wird bei 125 bpm das Herz-Kreislauf-System vorbereitet. Die Musikgeschwindigkeit steigt zum Hauptteil an und findet sein Optimum für die Aerobic-Stunde für Anfänger (Low-Impact) zwischen 132 – 140 bpm. Zum Ende der Kursstunde in der Cool-down Phase reduziert sich das Tempo auf 120 bpm, um die Herzfrequenz zu senken.

3.5 Konkrete Inhalte

3.5.1 Einleitung

Tabelle 2: Begrüßung

Begrüßung (ca. 2 Minute / ohne Musik)
Begrüßung der Teilnehmer, Nennung der Stundenzielsetzung mit Schwerpunkten, allgemeine Technik-, Trainings- und Sicherheitshinweise, Motivation auf die Kursstunde steigern

Phase: Allgemeines Warm-up (ca. 5 Minuten / Musik: 125 bpm)

Ziel: Vorbereitung des Herz-Kreislauf-Systems, Mobilisation der großen Gelenke, Anregung der Muskulatur und Nervenleit-geschwindigkeit, mentale Einstimmung auf den Kurs

Aufstellungsform: Blockaufstellung

Aufbaumethode: Lineare Progression

Tabelle 3: Allgemeines Warm-up Teil 1

Dauer	Beinbewegung	Oberkörper-/Armbewegung	Methodisches Vorgehen / weitere Hinweise
15 Sek. (1 x 32 ZZ)	Breiter Stand in einem Plié	Einatmung: Arme über die Seite nach oben führen Ausatmung: Arme nach unten führen	Tief ein- und ausatmen. Langsame und große Bewegungen der Arme von unten nach oben und zurück.
30 Sek. (2 x 32 ZZ)	March	Walking Arms	Ganz natürlich auf der Stelle marschieren und die Arme mitbewegen. (2 ZZ)

Tabelle 4: Allgemeines Warm-up Teil 2

Dauer	Beinbewegung	Oberkörper-/Armbewegung	Methodisches Vorgehen / weitere Hinweise
30 Sek. (2 x 32 ZZ)	Lunge Back	Ohne	Ein Bein wird nach hinten gestreckt und der Fußballen mit zirka 1/3 des Körpergewichts belastet, die Ferse bleibt oben. Oberkörper wird leicht vorgebeugt. Oberkörper, Gesäß und Bein bilden eine Diagonale. Fuß danach in die Ausgangsposition bringen.
30 Sek. (2 x 32 ZZ)	Side to Side re./li.	Ohne	Oberkörper und Becken bleiben stabil. Gewicht auf ein Bein verlagern, das andere Bein tippt gestreckt mit der Fußspitze auf den Boden. (2 ZZ)
30 Sek. (2 x 32 ZZ)	Side to Side re./li.	Shoulder Raise	Schritt bleibt. Ellbogen und Arm nach oben heben. (2 ZZ)
30 Sek. (2 x 32 ZZ)	Leg Curl re./li.	Shoulder Raise	Armbewegung bleibt. Ferse wird zum Gesäß gezogen. (2 ZZ)
30 Sek. (2 x 32 ZZ)	Leg Curl re./li.	Butterfly	Schritt bleibt. Ellbogen bleiben auf Brusthöhe. Butterfly Armbewegung schließt sich vor der Brust beim Leg Curl. (2 ZZ)
30 Sek. (2 x 32 ZZ)	Step Touch re./li.	Butterfly	Armbewegung bleibt. Ein Bein wird zur anderen Seite geführt und neben dem Standbein aufgetippt. (2 ZZ)
30 Sek. (2 x 32 ZZ)	Step Touch re./li.	Overhead Press	Beinbewegung bleibt. Ellbogen starten auf Brusthöhe. Armbewegung über Kopf zum Schulterdrücken. (2 ZZ)
30 Sek. (2 x 32 ZZ)	Tap Front re./li.	Overhead Press	Armbewegung bleibt. Körpergewicht bleibt über dem Standbein, anderer Fuß tippt vorne auf. (2 ZZ)

Phase: Spezielles Warm-up (ca. 4 Minuten / Musik: 125 bpm)

Ziel: Vorbereitung der beanspruchten Muskulatur im Hauptteil, Mobilisation der Gelenke

Aufstellungsform: Blockaufstellung

Tabelle 5: Spezielles Warm-up

Beinbewegung	Oberkörper-/Armbewegung	Methodisches Vorgehen / weitere Hinweise
Tap Front re./li.	Beide Hände an der Hüfte, Daumen sind nach vorne gerichtet; Oberkörper (OK) bleibt stabil	Vorbereitung auf den Pre-Stretch/dynamisches Dehnen
Li. Bein bleibt gestreckt vorne, re. Bein gebeugt, Gesäß wird tief abgesenkt, Becken kippen und aufrichten (8x)	Oberkörper (OK) stabil nach vorne; beide Hände an der Hüfte, Daumen sind nach vorne gerichtet	Pre-Stretch/dynamisches Dehnen li. Oberschenkelrückseite, im Anschluss Gewicht nach hinten versetzen in den Ausfallschritt
Beine stehen im Ausfallschritt, re. Fuß hinten, Ferse tief, Körpergewicht leicht vor und zurück schieben (8x)	Oberkörper (OK) stabil nach vorne; beide Hände an der Hüfte, Daumen sind nach vorne gerichtet	Pre-Stretch/dynamisches Dehnen re. Wade
Tap Front re./li.	Beide Hände an der Hüfte, Daumen sind nach vorne gerichtet; Oberkörper (OK) bleibt stabil	Vorbereitung auf den Pre-Stretch/dynamisches Dehnen
Re. Bein bleibt gestreckt vorne, li. Bein gebeugt, Gesäß wird tief abgesenkt, Becken kippen und aufrichten (8x)	Oberkörper (OK) stabil nach vorne; beide Hände an der Hüfte, Daumen sind nach vorne gerichtet	Pre-Stretch/dynamisches Dehnen re. Oberschenkelrückseite, im Anschluss Gewicht nach hinten versetzen in den Ausfallschritt
Beine stehen im Ausfallschritt, li. Fuß hinten, Ferse tief, Körpergewicht leicht vor und zurück schieben (8x)	Oberkörper (OK) stabil nach vorne; beide Hände an der Hüfte, Daumen sind nach vorne gerichtet	Pre-Stretch/dynamisches Dehnen li. Wade, anschließend zum Side to Side wechseln

Beinbewegung	Oberkörper-/Armbewegung	Methodisches Vorgehen / weitere Hinweise
Side to Side re./li.	Beide Hände an der Hüfte, Daumen sind nach vorne gerichtet; Oberkörper und Becken bleiben stabil	Vorbereitung auf die Mobilisation, anschließend im breiten Squat stehen bleiben
Beine stehen im breiten Squat, Zehenspitzen zeigen leicht nach außen	Arme stützen sich auf den Oberschenkeln ab, OK ist nach vorne gebeugt, Rücken einrollen und aufrollen (8x)	Mobilisation der Wirbelsäule
Side to Side re./li.	Beide Hände an der Hüfte, Daumen sind nach vorne gerichtet; Oberkörper und Becken bleiben stabil	Gewicht auf ein Bein verlagern, das andere Bein tippt gestreckt mit der Fußspitze auf den Boden. Im Anschluss Wechsel in den Hauptteil.

3.5.2 Hauptteil

Phase: Hauptteil (ca. 35 Minuten / Musik: 132-140 bpm)

Ziel: Verbesserung der motorischen Fähigkeiten Ausdauer (allgemein-aerob-dynamisch) und Koordination (Intermuskulär), Ökonomisierung des Fettstoffwechsels

Aufstellungsform: Blockaufstellung

Tabelle 6: Hauptteil Teil 1

Block	ZZ	Beinbewegung	Armbewegung	Methodisches Vorgehen / weitere Hinweise
			BLOCK 1/32 ZZ	
A	1-8	2 V-Step re.	V-Arms	Aufbaumethoden: Add-On-Methode
B	9-16	2 Grapevine	Clapping Hands	A (V-Step re.) üben, dann Arme dazu
C	17-24	4 Leg Curl	Rowing Arms	B (Grapevine) üben, dann Arme dazu
				A + B zusammenfügen, Wiederholungszahl festlegen und üben, C (Leg Curl) üben, dann Arme dazu A+B+C zusammenfügen, Wiederholungszahl für C festlegen und üben,
D	28-32	4 Knee Lift	Bizeps Curls	D (Knee Lift) üben, dann Arme dazu, A+B+C+D zusammenfügen, Wiederholungszahl für D festlegen und üben
			BLOCK 2/32 ZZ (Wdh Block 1 auf li.)	
A	1-8	2 V-Step li.	V Arms	Aufbaumethoden: Add-On-Methode
B	9-16	2 Grapevine	Clapping Hands	A (V-Step li.) üben, dann Arme dazu
C	17-24	4 Leg Curl	Rowing Arms	B (Grapevine) üben, dann Arme dazu
				A + B zusammenfügen, Wiederholungszahl festlegen und üben, C (Leg Curl) üben, dann Arme dazu A+B+C zusammenfügen, Wiederholungszahl für C festlegen und üben,
D	28-32	4 Knee Lift	Bizeps Curls	D (Knee Lift) üben, dann Arme dazu, A+B+C+D zusammenfügen, Wiederholungszahl für D festlegen und üben

13/19

Tabelle 7: Hauptteil Teil 2

Block	ZZ	Beinbewegung	Armbewegung	Methodisches Vorgehen / weitere Hinweise
BLOCK 3/32 ZZ				
A	1-8	2 Double Step Touch re./li.	Butterfly	Aufbaumethoden: Add-On-Methode, Reduktionsmethode
B	9-16	4 Kick re./li	Overhead Press	A (Doube Step Touch re./li.) üben, dann Arme dazu
C	17-24	4 Lunge back re./li.	Front Raise	B (Kick re./li.) üben, dann Arme dazu
				A + B zusammenfügen, Wiederholungszahl festlegen und üben, C (Lunge back re./li.) üben, dann Arme dazu A+B+C zusammenfügen, Wiederholungszahl für C festlegen und üben, D (Squat re./li.) üben, dann Arme dazu, A+B+C+D zusammenfügen, Wiederholungszahl für D festlegen und üben Im letzten Schritt wird durch die Reduktionsmethode die Wiederholungsanzahl um die Hälfte reduziert
D	28-32	2 Squat re./li.	In U-Halte öffnen	
FINALE (CHOREOGRAFIE)				
Block 1 re. + Block 2 li. + Block 3 zusammenfügen und mehrmals wiederholen				

3.5.3 Schlussteil

Phase: Cool-down 1 (ca. 4 Minuten / Musik: 120 bpm)

Ziel: Intensitätssenkung, Absenken der Herzfrequenz, Einleitung der Regeneration

Aufstellungsform: Blockaufstellung

Tabelle 8: Cool-down 1

Beinbewegung	Oberkörper-/Armbewegung	Methodisches Vorgehen / weitere Hinweise
Double Step Touch re./li.	keine	Methode: Lineare Progression (LP)
Step Touch re./li.	keine	LP
Tap Front re./li.	keine	LP
March re. am Platz	keine	LP

Phase: Cool-down 2 (ca. 5 Minuten / Musik: 120 bpm)
Ziel: Erhaltung der Beweglichkeit, Einleitung der Regeneration (Parasympathikus aktivieren), Steigerung des Wohlgefühls, angenehmer Ausklang des Kurses
Aufstellungsform: Blockaufstellung

Tabelle 9: Cool-down 2 Teil 1

Beinbewegung	Oberkörper-/Armbewegung	Methodisches Vorgehen / weitere Hinweise
Li. Bein bleibt gestreckt vorne, re. Bein gebeugt, Gesäß wird tief abgesenkt, Becken kippen und aufrichten (8x), Li. Bein bleibt gestreckt vorne, re. Bein gebeugt, Gesäß wird tief abgesenkt, Becken kippen (15 sek)	Oberkörper (OK) stabil nach vorne; beide Hände an der Hüfte, Daumen sind nach vorne gerichtet	Dynamisches Dehnen li. Oberschenkelrückseite, Statisches Dehnen li. Oberschenkelrückseite
Re. Bein bleibt gestreckt vorne, li. Bein gebeugt, Gesäß wird tief abgesenkt, Becken kippen und aufrichten (8x), Re. Bein bleibt gestreckt vorne, li. Bein gebeugt, Gesäß wird tief abgesenkt, Becken kippen (15 sek)	Oberkörper (OK) stabil nach vorne; beide Hände an der Hüfte, Daumen sind nach vorne gerichtet	Dynamisches Dehnen re. Oberschenkelrückseite, Statisches Dehnen re. Oberschenkelrückseite
Beine stehen hüftbreit, Zehenspitzen zeigen leicht nach außen	Arme stützen sich auf den Oberschenkeln ab, OK ist nach vorne gebeugt, Rücken einrollen und aufrollen	Mobilisation der Wirbelsäule (3x ein- und aufrollen)

Tabelle 10: Cool-down 2 Teil 2

Beinbewegung	Oberkörper-/Armbewegung	Methodisches Vorgehen / weitere Hinweise
Beine stehen im Ausfallschritt, re. Fuß hinten, Ferse tief zum Boden (15 sek)	Oberkörper (OK) stabil nach vorne; beide Arme in U-Halte öffnen	Statisches Dehnen re. Wade
Beine stehen im Ausfallschritt, li. Fuß hinten, Ferse tief zum Boden (15 sek)	Oberkörper (OK) stabil nach vorne; beide Arme in U-Halte öffnen	Statisches Dehnen li. Wade
Schlussstand	Arme in U-Halte auf Schulterhöhe nach hinten ziehen, Daumen zeigen nach hinten (15 sek)	Statisches Dehnen Brustmuskulatur
Schlussstand	Einatmung: Arme über die Seite nach oben führen Ausatmung: Arme nach unten führen (ca. 4x)	

Tabelle 11: Verabschiedung

Abschluss (ca. 1 Minute ohne Musik)
Verabschieden der Teilnehmer mit Dank für die Teilnahme. Auf die nächste Kursstunde hinweisen.

4   Literaturverzeichnis

American College of Sports Medicine (1998). The recommended quantity and quality of exercise for developing and maintaining cardiorespiratory and muscular fitness, and flexibility in healthy adults. In: *Medicine and science in sports and exercise,* 30 (6), 975–991.

American College of Sports Medicine (2006). *ACSM's Guidelines for Exercise Testing and Prescription.* (7.Aufl.) Philadelphia: Williams & Wilkins.

Buskies, W. & Boeckh-Behrens, W.-U. (1995). *Gesundheitsorientiertes Fitnesstraining.* (2. Aufl.) Lüneburg: Wehdemeier & Pusch.

Cooper, K. H. (1978). *Aerobics.* [Nachdr.]. New York: Evans.

Fonda, J. (1983). *Jane Fondas Fitness-Buch. "Ich fühle mich gut!".* 21.-60. Tsd. Frank furt M.: Krüger.

Hollmann, W. & Hettinger, T. (2000). *Sportmedizin. Grundlagen für Arbeit, Training und Präventivmedizin ; mit 101 Tabellen.* (4., völlig neu bearb. und erw. Aufl.) Stutt gart: Schattauer.

Holloszy, J. O., Kohrt, W. M. & Hansen, P. A. (1998). The regulation of carbohydrate and fat metabolism during and after exercise. In: *Frontiers in bioscience,* 3 (15), 1011-1027.

Hottenrott, K. (2006). *Trainingskontrolle mit Herzfrequenz-Messgeräten.* (1. Aufl.) Aachen: Meyer & Meyer.

Kagan, E. & Morse, M. (1988). The Body Electronic: Aerobic Exercise on Video: Women's Search for Empowerment and Self-Transformation. In: *TDR (1988-),* 32 (4), 164.

Kindermann, W. (1987). Ergometrie-Empfehlungen für die ärztliche Praxis. In: *Deut sche Zeitschrift für Sportmedizin,* 38(6), 244–268.

Romijn, J. A., Coyle, E. F., Sidossis, L. S., Gastaldelli, A., Horowitz, J. F., Endert, E. &

Wolfe, R. R. (1993). Regulation of endogenous fat and carbohydrate metabolism in relation to exercise intensity and duration. In: *The American journal of physiology,* 265 (3 Pt 1), E380-91.

Rost, R., Appell, H.-J. (Hg.) (2001). *Lehrbuch der Sportmedizin.* Köln: Deutscher Ärzte-Verlag.

Schultz, Jaime (2014). Qualifying times. *Points of change in U.S. women's sport.* Ur bana: University of Illinois Press (Sport and society).

Slomka, G., Haberlandt, A. & Harvey, C. (2011). *Das neue Aerobic-Training.* (5. Aufl.) Aachen: Meyer & Meyer.

Slomka, G., Haberlandt, A. & Harvey, C. (2015). *Das neue Aerobic-Training.* (7. Aufl.) Aachen: Meyer & Meyer.

Zintl, F. (1997). *Ausdauertraining.* München: BLV-Sportwissen.

Zintl, F. & Eisenhut, A. (2001). *Ausdauertraining. Grundlagen, Methoden, Trainings steuerung.* (5., überarb. Aufl.) München: BLV.

5 Abbildungs- und Tabellenverzeichnis

5.1 Abbildungsverzeichnis

5.2 Tabellenverzeichnis

Tabelle 1: Zielgruppe der Kursplanung...5
Tabelle 2: Begrüßung 9
Tabelle 3: Allgemeines Warm-up Teil 1 9
Tabelle 4: Allgemeines Warm-up Teil 2 10
Tabelle 5: Spezielles Warm-up 11
Tabelle 6: Hauptteil Teil 1..13
Tabelle 7: Hauptteil Teil 2..14
Tabelle 8: Cool-down 1 15
Tabelle 9: Cool-down 2 Teil 1..15
Tabelle 10: Cool-down 2 Teil 2..16
Tabelle 11: Verabschiedung 16

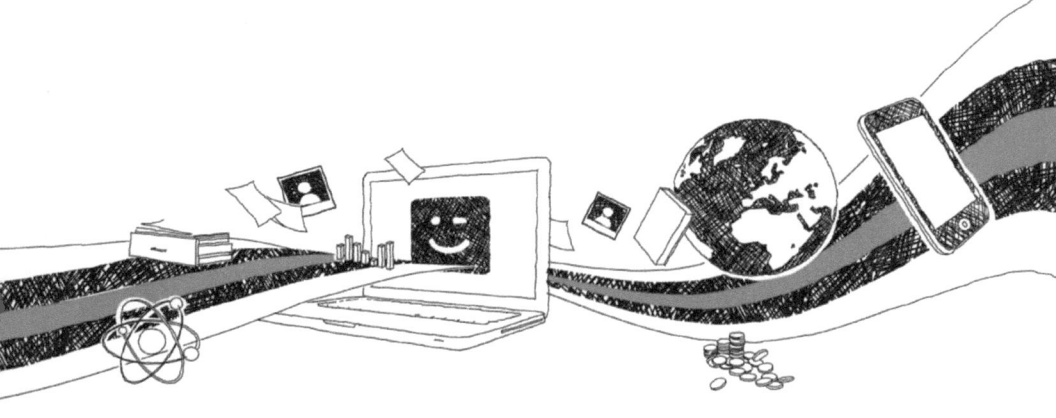
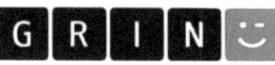